Jus pour le diabète

"Un guide étape par étape pour réduire votre glycémie et améliorer votre santé"

PETER MILLER

Introduction

Le diabète est une maladie chronique qui touche des millions de personnes dans le monde, et la gestion de la glycémie peut être un combat quotidien pour ceux qui en souffrent. Bien qu'il existe des médicaments disponibles pour aider à contrôler le diabète, les changements de mode de vie tels que l'alimentation et l'exercice peuvent également jouer un rôle essentiel dans la gestion de la maladie.

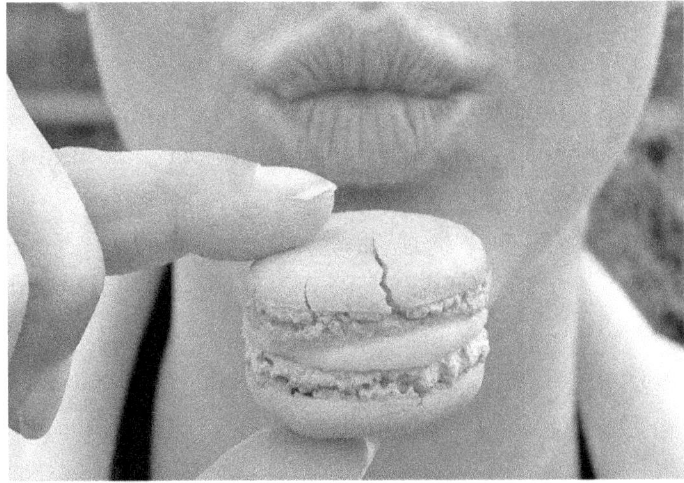

L'un des moyens les plus efficaces et les plus naturels de gérer le diabète consiste à utiliser des jus. Les jus offrent un moyen pratique et délicieux de consommer une variété de fruits et de légumes riches en vitamines, minéraux et antioxydants essentiels qui peuvent aider à réduire la glycémie et à améliorer la santé globale.

Ce livre, "Juicing for Diabetes: A Step-by-Step Guide to Lower Your Blood Sugar and Boosting Your Health", est conçu pour fournir aux lecteurs un guide complet sur l'extraction de jus pour la gestion du diabète. Le livre propose des instructions étape par étape sur la façon de créer des jus délicieux et nutritifs spécialement conçus pour aider à gérer le diabète.

En plus de fournir une gamme de délicieuses recettes de jus, le livre fournit également des informations importantes sur les avantages nutritionnels de différents fruits et légumes, ainsi que des trucs et astuces pour tirer le meilleur parti de votre routine de jus.

Que vous veniez de recevoir un diagnostic de diabète ou que vous gériez la maladie depuis des années, ce livre est une ressource essentielle pour tous ceux qui cherchent à prendre le contrôle de leur santé et à réduire leur glycémie grâce au pouvoir des jus. Avec "Juicing for Diabetes", vous découvrirez un tout nouveau monde de jus délicieux et sains qui peuvent vous aider à gérer votre diabète et à améliorer votre santé et votre bien-être en général.

Chapitre 1

Comprendre le diabète et les jus

Le diabète est une maladie chronique qui affecte la façon dont votre corps traite le sucre dans le sang (glucose), qui est la principale source d'énergie pour vos cellules. Il existe deux principaux types de diabète : le type 1 et le type 2. Le diabète de type 1 est une maladie auto-immune dans laquelle le système immunitaire attaque et détruit les cellules du pancréas qui produisent l'insuline, une hormone qui régule la glycémie. Le diabète de type 2 est une condition dans laquelle le corps devient résistant à l'insuline ou n'en produit pas assez.

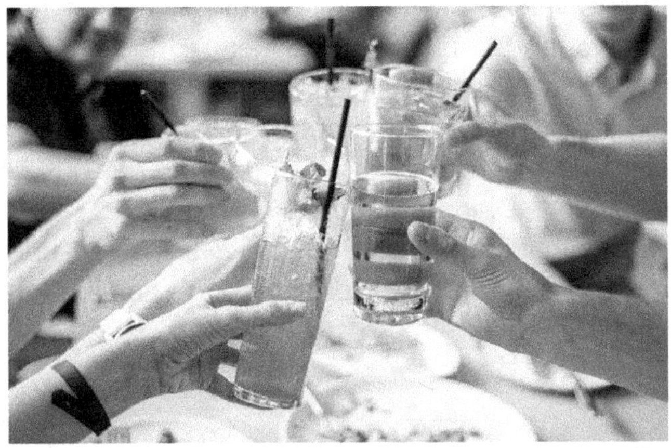

Les deux types de diabète peuvent entraîner une glycémie élevée, ce qui peut entraîner diverses complications de santé au fil du temps, notamment des lésions nerveuses, des lésions rénales et des maladies cardiovasculaires. La gestion du diabète est essentielle pour prévenir ces complications, et les changements de mode de vie tels que l'alimentation et l'exercice peuvent jouer un rôle essentiel dans la gestion du diabète.

Le jus est un moyen efficace et naturel de gérer le diabète. Le jus consiste à extraire le jus des fruits et légumes, en laissant derrière lui la pulpe et les fibres. Cela vous permet de consommer une source concentrée de nutriments et d'antioxydants qui peuvent aider à réduire la glycémie et à améliorer la santé globale.

Les bienfaits du jus pour le diabète sont nombreux. Avant tout, les jus vous permettent de consommer une variété de fruits et de légumes qui regorgent de vitamines et de minéraux essentiels, ainsi que d'antioxydants qui peuvent aider à réduire l'inflammation et à améliorer la sensibilité à l'insuline. L'extraction de jus vous permet également de consommer une plus grande quantité de fruits et de légumes que vous ne pourriez autrement en manger en une seule séance, ce qui en fait un moyen pratique d'obtenir les nutriments dont vous avez besoin pour gérer le diabète.

Les jus peuvent également aider à réguler la glycémie en fournissant une source de glucides qui sont absorbés plus lentement que ceux que l'on trouve dans les aliments transformés et les boissons sucrées. Cela peut aider à prévenir les pics de glycémie et à fournir une énergie soutenue tout au long de la journée.

En plus des avantages nutritionnels du jus, cela peut aussi être une façon savoureuse et agréable de gérer le diabète. Les jus peuvent être personnalisés en fonction de vos goûts et de vos préférences, et il existe une infinité de combinaisons de fruits et de légumes qui peuvent être utilisées pour créer des jus délicieux et nutritifs.

Cependant, il est important de noter que tous les jus ne sont pas créés égaux lorsqu'il s'agit de gérer le diabète. Certains jus, en particulier ceux qui sont riches en sucre, peuvent en fait faire grimper la glycémie. Il est essentiel de choisir les bons fruits et légumes pour le jus et de faire attention à la teneur en sucre des jus que vous consommez.

En résumé, les jus peuvent être un outil puissant pour gérer le diabète. En fournissant une source concentrée de nutriments essentiels et d'antioxydants, les jus peuvent aider à réduire le taux de sucre dans le sang et à améliorer la santé globale. Cependant, il est important de choisir les bons fruits et légumes pour le jus et de faire attention à la teneur en sucre des jus que vous consommez. Dans les chapitres suivants, nous explorerons comment démarrer avec les jus, les nutriments essentiels pour la gestion du diabète, et une gamme de recettes de jus délicieuses et nutritives spécialement conçues pour la gestion du diabète.

Chapitre 2

Premiers pas avec les jus pour le diabète

Le jus est un moyen simple et efficace de consommer une variété de fruits et de légumes qui peuvent aider à gérer le diabète. Cependant, commencer à faire du jus peut être intimidant, surtout si vous n'avez jamais fait de jus auparavant. Dans ce chapitre, nous fournirons un guide complet pour commencer à utiliser des jus pour le diabète, y compris le choix du bon presse-agrumes, la sélection des meilleurs fruits et légumes pour l'extraction de jus et leur préparation pour l'extraction de jus.

Choisir le bon extracteur de jus

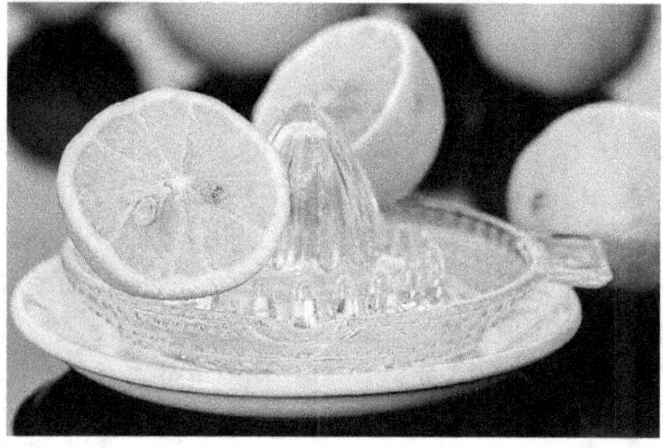

La première étape pour démarrer avec l'extraction de jus est de choisir le bon extracteur de jus pour vos besoins. Il existe deux principaux types d'extracteurs de jus : les extracteurs centrifuges et les extracteurs à mastication.

Les centrifugeuses fonctionnent en faisant tourner les fruits et légumes à grande vitesse pour en extraire le jus. Ces centrifugeuses sont généralement plus abordables et plus faciles à utiliser que les centrifugeuses à mastiquer, mais elles ont également tendance à produire du jus avec moins de pulpe et de fibres, ce qui peut être important pour la gestion du diabète.

Les centrifugeuses à mastication, quant à elles, fonctionnent en écrasant et en broyant lentement les fruits et les légumes pour en extraire le jus. Ces centrifugeuses sont généralement plus chères que les centrifugeuses, mais produisent un jus plus riche en fibres et en nutriments.

Lors du choix d'un presse-agrumes pour la gestion du diabète, il est important de tenir compte de la qualité du jus ainsi que du coût et de la facilité d'utilisation. Un presse-agrumes à mastiquer peut être le meilleur choix pour ceux qui privilégient la nutrition et les fibres, tandis qu'un presse-agrumes centrifuge peut être un meilleur choix pour ceux qui ont un budget limité ou qui veulent une expérience de jus plus pratique.

Sélection des meilleurs fruits et légumes pour le jus

Une fois que vous avez choisi un presse-agrumes, l'étape suivante consiste à sélectionner les meilleurs fruits et légumes pour l'extraction de jus. Lorsqu'il s'agit de gérer le diabète, il est important de choisir des fruits et des légumes faibles en sucre et riches en fibres et en nutriments.

Les légumes-feuilles tels que les épinards, le chou frisé et le chou vert sont d'excellents choix pour les jus, car ils sont faibles en sucre et riches en fibres et en nutriments. D'autres bonnes options incluent le brocoli, le céleri, le concombre, les carottes et les betteraves.

Lors de la sélection des fruits pour le jus, il est important de choisir ceux qui sont faibles en sucre et riches en fibres. Certaines bonnes options incluent les baies, les pommes, les poires et les agrumes comme les citrons et les limes.

Il est également important de tenir compte de l'index glycémique des fruits et légumes que vous choisissez. L'indice glycémique est une mesure de la rapidité avec laquelle un aliment particulier augmente le taux de sucre dans le sang. Les fruits et légumes à faible indice glycémique sont idéaux pour la gestion du diabète, car ils fournissent une énergie soutenue sans provoquer de pics de glycémie.

Préparation des fruits et légumes pour le jus

Une fois que vous avez sélectionné les meilleurs fruits et légumes pour l'extraction de jus, l'étape suivante consiste à les préparer pour l'extraction de jus. Une bonne préparation est essentielle pour tirer le meilleur parti de vos fruits et légumes et vous assurer que votre jus est riche en nutriments et délicieux.

Commencez par bien laver vos fruits et légumes sous l'eau courante. Cela aidera à éliminer toute saleté, pesticide ou autre contaminant pouvant être présent sur la surface.

Ensuite, retirez les tiges, les graines ou les peaux extérieures dures de vos fruits et légumes. Ces parties peuvent être difficiles à presser et peuvent produire des saveurs amères ou désagréables dans votre jus.

Enfin, coupez vos fruits et légumes en petits morceaux qui rentreront facilement dans votre presse-agrumes. Cela aidera à garantir que votre presse-agrumes peut extraire autant de jus que possible de vos fruits et légumes, et rendra le processus d'extraction de jus plus fluide et plus efficace.

En résumé, commencer à utiliser des jus pour le diabète est un processus simple et direct. En choisissant le bon presse-agrumes, en sélectionnant les meilleurs fruits et légumes pour l'extraction de jus et en les préparant correctement pour l'extraction de jus, vous pouvez créer de délicieux jus riches en nutriments qui peuvent aider à gérer votre diabète et à améliorer votre santé globale.

Le jus peut être un moyen pratique et savoureux de consommer une variété de fruits et de légumes que vous ne mangeriez pas autrement. Cela peut également être un excellent moyen d'obtenir plus de fibres et de nutriments dans votre alimentation sans ajouter beaucoup de calories.

Cependant, il est important de se rappeler que les jus ne doivent pas être la seule façon de consommer des fruits et légumes. Il est toujours important d'avoir une alimentation équilibrée qui comprend une variété d'aliments entiers, y compris des fruits et des légumes entiers.

De plus, il est important de surveiller de près votre glycémie lorsque vous faites du jus, car certains fruits et légumes peuvent être riches en sucres naturels qui peuvent provoquer des pics de glycémie. C'est toujours une bonne idée de consulter votre fournisseur de soins de santé avant d'apporter des changements importants à votre régime alimentaire ou à votre routine d'exercice.

Dans le prochain chapitre, nous explorerons certaines des meilleures recettes de jus pour la gestion du diabète, y compris les jus riches en fibres, faibles en sucre et riches en nutriments qui peuvent aider à maintenir votre glycémie stable.

chapitre 3

Nutriments essentiels pour la gestion du diabète

La gestion du diabète nécessite une approche globale qui comprend non seulement des médicaments et de l'exercice, mais également une alimentation bien équilibrée qui fournit les nutriments essentiels qui peuvent aider à contrôler la glycémie. Certains des nutriments les plus importants pour la gestion du diabète comprennent les vitamines, les minéraux et les antioxydants.

Les vitamines jouent un rôle crucial dans le métabolisme de l'organisme et peuvent aider à réguler la glycémie. La vitamine C, par exemple, peut aider à réduire la glycémie et à réduire l'inflammation, tandis que la vitamine D peut aider à améliorer la sensibilité à l'insuline. Les autres vitamines importantes pour la gestion du diabète comprennent les vitamines E, B6 et B12.

Les minéraux sont également essentiels à la gestion du diabète. Le magnésium, par exemple, peut aider à améliorer la sensibilité à l'insuline et à réduire le risque de développer un diabète de type 2. Le zinc est un autre minéral important qui peut aider à réguler la glycémie et à améliorer la sensibilité à l'insuline. D'autres minéraux importants pour la gestion du diabète comprennent le chrome, le manganèse et le potassium.

Les antioxydants sont également cruciaux pour la gestion du diabète. Ces composés aident à protéger le corps contre les effets nocifs des radicaux libres, qui peuvent endommager les cellules et contribuer à des maladies chroniques comme le diabète. Certains des antioxydants les plus importants pour la gestion du diabète comprennent la vitamine C, la vitamine E, le bêta-carotène et le sélénium.

Lorsqu'il s'agit de jus pour la gestion du diabète, il est important de se concentrer sur les fruits et légumes qui sont particulièrement riches en ces nutriments essentiels. Certains des meilleurs fruits et légumes pour la gestion du diabète comprennent :

- Légumes-feuilles : Les légumes-feuilles comme les épinards, le chou frisé et la bette à carde regorgent de nutriments essentiels comme le magnésium, le potassium et la vitamine K.

- Baies : Les baies comme les myrtilles, les fraises et les framboises sont riches en fibres, en vitamine C et en antioxydants.

- Agrumes : Les agrumes comme les oranges, les pamplemousses et les citrons sont riches en vitamine C et en flavonoïdes, ce qui peut aider à améliorer la sensibilité à l'insuline.

- Légumes crucifères : Les légumes crucifères comme le brocoli, le chou-fleur et les choux de Bruxelles sont riches en fibres, en vitamine C et en antioxydants.

- Patates douces : Les patates douces sont riches en fibres et en antioxydants comme le bêta-carotène, ce qui peut aider à améliorer la sensibilité à l'insuline.

Lors de l'incorporation de ces nutriments essentiels dans votre routine d'extraction de jus, il est important de garder à l'esprit que certains fruits et légumes peuvent être riches en sucres naturels, ce qui peut provoquer des pics de glycémie. Il est important de surveiller de près votre glycémie et de choisir des fruits et légumes à faible teneur en sucre.

Une façon d'incorporer ces nutriments essentiels dans votre routine d'extraction de jus consiste à créer des jus qui combinent une variété de fruits et de légumes. Par exemple, un jus à base d'épinards, de chou frisé, de baies et d'agrumes peut fournir une large gamme de nutriments essentiels qui peuvent aider à gérer le diabète.

Une autre façon d'incorporer ces nutriments essentiels dans votre routine de jus consiste à ajouter des suppléments comme la vitamine D, le magnésium ou le zinc à vos jus. Ces suppléments peuvent aider à combler les lacunes nutritionnelles et fournir un soutien supplémentaire pour la gestion du diabète.

En conclusion, incorporer des nutriments essentiels dans votre routine de jus peut être un moyen simple et efficace de gérer le diabète et d'améliorer la santé globale. En vous concentrant sur les fruits et légumes particulièrement riches en ces nutriments et en surveillant de près votre glycémie, vous pouvez créer des jus délicieux et nutritifs qui soutiennent vos objectifs de gestion du diabète.

Chapitre 4

Recettes de jus pour la gestion du diabète

Les jus peuvent être un excellent moyen d'incorporer plus de fruits et de légumes dans votre alimentation, ce qui peut être particulièrement bénéfique pour les personnes atteintes de diabète. En extrayant du jus une variété de fruits et de légumes riches en nutriments, vous pouvez créer des boissons délicieuses et nutritives qui aident à gérer le diabète et à améliorer la santé globale.

Voici quelques recettes de jus spécialement conçues pour la gestion du diabète :

1. Jus vert:

Ingrédients:
- 2 tasses d'épinards
- 1 concombre
- 1 pomme verte
- 1/2 citron
- 1 pouce de gingembre

Instructions:
1. Lavez tous les ingrédients et coupez-les en petits morceaux.
2. Ajoutez-les à votre presse-agrumes et jus.
3. Sers immédiatement.

Ce jus regorge de nutriments essentiels comme les vitamines, les minéraux et les antioxydants. Les épinards sont particulièrement riches en magnésium et en potassium, qui peuvent aider à réguler la glycémie. Le concombre est faible en sucre et riche en fibres, tandis que le gingembre a des propriétés anti-inflammatoires qui peuvent aider à réduire l'inflammation dans le corps.

2. Jus d'agrumes et de carottes :
Ingrédients:

- 2 carottes
- 1 orange
- 1 pamplemousse
- 1 pouce de gingembre

Instructions:
1. Lavez tous les ingrédients et coupez-les en petits morceaux.
2. Ajoutez-les à votre presse-agrumes et jus.
3. Sers immédiatement.

Ce jus est faible en sucre mais riche en nutriments essentiels comme la vitamine C et le bêta-carotène. Les agrumes peuvent aider à améliorer la sensibilité à l'insuline, tandis que le gingembre possède des propriétés anti-inflammatoires qui peuvent aider à gérer le diabète.

3. Jus de betterave et pomme :
Ingrédients:
- 1 betterave de taille moyenne
- 2 pommes vertes
- 1/2 citron

Instructions:
1. Lavez tous les ingrédients et coupez-les en petits morceaux.
2. Ajoutez-les à votre presse-agrumes et jus.
3. Sers immédiatement.

Ce jus est riche en nutriments essentiels comme le fer, le magnésium et la vitamine C. La betterave est particulièrement bénéfique pour la gestion du diabète, car elle peut aider à réduire la glycémie et à améliorer la sensibilité à l'insuline. Les pommes apportent une touche de douceur sans ajouter trop de sucre.

4. Jus de carotte et gingembre :
Ingrédients:
- 4 carottes
- 1 pouce de gingembre
- 1/2 citron

Instructions:
1. Lavez tous les ingrédients et coupez-les en petits morceaux.
2. Ajoutez-les à votre presse-agrumes et jus.
3. Sers immédiatement.

Ce jus regorge de nutriments essentiels comme le bêta-carotène et la vitamine C. Les carottes sont faibles en sucre mais riches en fibres, tandis que le gingembre possède des propriétés anti-inflammatoires qui peuvent aider à gérer le diabète.

5. Jus d'ananas et de concombre :
Ingrédients:
- 1 tasse d'ananas haché
- 1/2 concombre
- 1/2 citron
- 1 pouce de gingembre

Instructions:
1. Lavez tous les ingrédients et coupez-les en petits morceaux.
2. Ajoutez-les à votre presse-agrumes et jus.
3. Sers immédiatement.

Ce jus est faible en sucre mais riche en nutriments essentiels comme la vitamine C et les fibres. L'ananas contient une enzyme appelée bromélaïne, qui peut aider à réduire l'inflammation dans le corps. Le concombre est faible en sucre et riche en fibres, tandis que le gingembre possède des propriétés anti-inflammatoires qui peuvent aider à gérer le diabète.

Lors de la création de vos propres recettes de jus pour la gestion du diabète, il est important de se concentrer sur les fruits et légumes faibles en sucre mais riches en nutriments essentiels comme les vitamines, les minéraux et les antioxydants. Assurez-vous de surveiller de près votre glycémie et d'ajuster vos recettes au besoin. Avec un peu de créativité et d'expérimentation, vous pouvez créer des jus délicieux et nutritifs qui aident à gérer le diabète et à améliorer la santé globale.

Chapitre 5

Créer une routine de jus pour la gestion du diabète

Le jus peut être un outil puissant dans la gestion du diabète, mais il est important d'avoir une routine cohérente pour obtenir les meilleurs résultats. Dans ce chapitre, nous discuterons de conseils et de stratégies pour créer une routine d'extraction de jus qui fonctionne pour vous.

Intégrer le jus dans votre routine quotidienne

L'une des clés pour intégrer avec succès l'extraction de jus dans votre routine est d'en faire une habitude. Cela signifie réserver du temps chaque jour ou chaque semaine spécifiquement pour l'extraction de jus. Certaines personnes préfèrent boire du jus le matin, tandis que d'autres préfèrent le faire le soir. Le meilleur moment pour faire du jus est celui qui convient le mieux à vous et à votre style de vie.

Il est également important d'avoir un espace désigné pour l'extraction de jus. Cela peut être un coin de votre cuisine ou une zone dédiée sur votre plan de travail. Avoir un espace dédié vous permettra de rester organisé et motivé pour faire du jus régulièrement.

Une autre astuce pour incorporer les jus dans votre routine quotidienne est de planifier à l'avance. Décidez à l'avance des fruits et légumes que vous utiliserez pour votre jus, afin de vous assurer d'avoir tout ce dont vous avez besoin sous la main. Cela peut également vous aider à rester sur la bonne voie avec votre régime alimentaire et à éviter les choix malsains.

Quand faire du jus et à quelle fréquence

La fréquence des jus dépend des préférences personnelles et des objectifs de santé. Certaines personnes jus tous les jours, tandis que d'autres jus quelques fois par semaine. Il est important d'écouter votre corps et d'ajuster votre routine en conséquence.

Si vous débutez dans l'extraction de jus, c'est une bonne idée de commencer lentement et d'augmenter progressivement votre fréquence. Cela donnera à votre corps le temps de s'adapter aux nouveaux nutriments et évitera tout inconfort digestif.

Une question courante pour les personnes atteintes de diabète est de savoir s'il est préférable de boire du jus avant ou après un repas. La réponse à cette question dépend de vos préférences personnelles et de votre glycémie. Certaines personnes trouvent utile de faire du jus avant un repas pour aider à réguler leur taux de sucre dans le sang, tandis que d'autres préfèrent prendre du jus après un repas comme alternative saine aux desserts.

Suivi des effets du jus sur la glycémie

L'un des avantages du jus pour la gestion du diabète est son potentiel à abaisser le taux de sucre dans le sang. Pour suivre les effets des jus sur votre glycémie, il est important de surveiller régulièrement vos niveaux.

Avant de commencer une routine de jus, prenez une mesure de base de votre glycémie. Vous pouvez ensuite suivre vos niveaux au fil du temps pour voir s'il y a des changements ou des améliorations. Il est important de noter que les jus doivent être utilisés en conjonction avec d'autres stratégies de gestion du diabète, telles que les médicaments et une alimentation saine.

Conclusion

L'incorporation de jus dans votre routine peut être un outil puissant dans la gestion du diabète. En suivant les conseils et les stratégies décrits dans ce chapitre, vous pouvez créer une routine d'extraction de jus qui fonctionne pour vous et vous aide à atteindre vos objectifs de santé. N'oubliez pas d'écouter votre corps, de surveiller votre glycémie et de consulter votre fournisseur de soins de santé avant d'apporter des modifications à votre plan de gestion du diabète.

Pierre Miller

Chapitre 6

Juicing pour la perte de poids et la gestion du diabète

Le diabète et la gestion du poids sont souvent étroitement liés, car l'excès de poids peut augmenter le risque de développer un diabète de type 2, et le diabète lui-même peut rendre plus difficile la perte de poids. Dans ce chapitre, nous explorerons comment les jus peuvent être utilisés dans le cadre d'un programme de perte de poids sain, tout en gérant le diabète.

Le lien entre la perte de poids et la gestion du diabète

Le maintien d'un poids santé est important pour la gestion du diabète. L'excès de poids peut augmenter la résistance à l'insuline, ce qui rend plus difficile pour le corps de réguler la glycémie. La perte de poids peut aider à améliorer la sensibilité à l'insuline, ce qui permet à l'organisme de réguler plus facilement la glycémie.

Cependant, les méthodes traditionnelles de perte de poids, telles que la restriction calorique, peuvent être difficiles à maintenir et peuvent entraîner des carences en nutriments. Le jus peut être un outil utile pour perdre du poids, car il vous permet de consommer de grandes quantités de fruits et de légumes sous une forme hypocalorique.

Utiliser les jus dans le cadre d'un programme de perte de poids saine

Le jus peut être un moyen sain et efficace de perdre du poids lorsqu'il est utilisé en conjonction avec une alimentation équilibrée et une activité physique régulière. Lors de l'incorporation de jus dans un programme de perte de poids, il est important de se concentrer sur la création de jus faibles en calories et riches en nutriments.

L'une des clés de l'utilisation des jus pour perdre du poids est d'inclure une variété de fruits et de légumes dans vos jus. Cela fournit non seulement une gamme de nutriments, mais aide également à garder vos papilles gustatives intéressées et à prévenir l'ennui.

Un autre aspect important de l'utilisation des jus pour perdre du poids est d'éviter d'ajouter des ingrédients riches en calories, tels que des édulcorants ou des jus de fruits. Au lieu de cela, concentrez-vous sur l'utilisation d'ingrédients hypocaloriques, tels que les légumes-feuilles et les fruits à faible teneur en sucre comme les baies et les agrumes.

Trucs et astuces pour créer des jus faibles en calories et riches en nutriments

Lors de la création de jus pour la perte de poids et la gestion du diabète, il y a quelques trucs et astuces clés à garder à l'esprit. Ceux-ci inclus:

- Concentrez-vous sur les légumes : les légumes sont faibles en calories et riches en nutriments, ce qui les rend idéaux pour la perte de poids et la gestion du diabète. Essayez d'inclure une variété de légumes colorés dans vos jus, comme les épinards, le chou frisé, les concombres et le céleri.

- Utilisez des fruits à faible teneur en sucre : bien que les fruits puissent constituer un ajout sain à vos jus, certains fruits sont riches en sucre et en calories. Optez pour des fruits à faible teneur en sucre, comme les baies, les agrumes et les pommes.

- Ajoutez des protéines et des graisses saines : Les protéines et les graisses saines peuvent vous aider à vous sentir rassasié et satisfait après avoir bu votre jus. Ajoutez des sources de protéines et de graisses saines, telles que des graines de chia, du beurre de noix ou du yogourt grec, à vos jus.

- Expérimentez avec des herbes et des épices : Les herbes et les épices peuvent ajouter de la saveur à vos jus sans ajouter de calories. Essayez d'ajouter du gingembre, du curcuma ou de la menthe à vos jus pour un regain de saveur et de bienfaits pour la santé.

Conclusion

Le jus peut être un outil puissant dans la gestion du diabète et la promotion de la perte de poids lorsqu'il est utilisé en conjonction avec une alimentation saine et de l'exercice. En vous concentrant sur des jus faibles en calories et riches en nutriments et en incorporant une variété de fruits, de légumes et d'ajouts sains, vous pouvez créer des jus délicieux et nutritifs qui soutiennent vos objectifs de perte de poids et de gestion du diabète. N'oubliez pas de consulter votre fournisseur de soins de santé avant d'apporter des modifications à votre plan de gestion du diabète.

Chapitre 7

Surmonter les défis courants liés à l'extraction de jus

L'extraction de jus pour la gestion du diabète peut être une pratique très bénéfique et gratifiante, mais elle peut également s'accompagner de son lot de défis. Dans ce chapitre, nous explorerons certains défis courants qui peuvent survenir lors de la prise de jus pour la gestion du diabète, et fournirons des trucs et astuces pour les surmonter.

Contraintes de temps

Les contraintes de temps sont l'un des défis les plus courants auxquels les gens sont confrontés lorsqu'ils consomment des jus pour la gestion du diabète. La préparation de fruits et légumes frais pour l'extraction de jus peut prendre beaucoup de temps, et les horaires chargés peuvent rendre difficile de trouver le temps d'extraire régulièrement du jus.

Pour surmonter ce défi, il est important de donner la priorité à l'extraction de jus dans le cadre de votre routine quotidienne. Essayez de réserver des moments précis de la journée pour faire du jus, comme le matin avant le travail ou le soir après le dîner. Vous pouvez également essayer de préparer vos fruits et légumes à l'avance pour gagner du temps. Par exemple, vous pouvez laver et hacher vos produits à l'avance et les conserver au réfrigérateur jusqu'à ce que vous soyez prêt à faire du jus.

Une autre option consiste à investir dans un presse-agrumes de haute qualité qui peut produire du jus rapidement et efficacement. Recherchez des presse-agrumes avec de grands tubes d'alimentation, qui peuvent vous faire gagner du temps en vous permettant de presser des fruits et légumes entiers sans avoir besoin de les hacher ou de les éplucher.

Préoccupations budgétaires

Un autre défi qui peut survenir lors de l'extraction de jus pour la gestion du diabète est le budget. Les fruits et légumes frais peuvent être coûteux, et investir dans un presse-agrumes de haute qualité peut également représenter une dépense importante.

Pour surmonter ce défi, il est important d'être stratégique dans vos choix de jus. Recherchez les fruits et légumes de saison, car ils ont tendance à être moins chers. Vous pouvez également essayer de faire du shopping dans les marchés de producteurs ou les stands de produits locaux, qui peuvent offrir des prix inférieurs à ceux des épiceries.

En outre, envisagez d'acheter des fruits et légumes en vrac et de les congeler pour une utilisation ultérieure. Cela peut vous aider à économiser de l'argent à long terme, tout en garantissant que vous avez toujours des produits frais à portée de main pour l'extraction de jus.

Dysfonctionnements de l'extracteur de jus

Un autre défi courant qui peut survenir lors de l'extraction de jus pour la gestion du diabète est le dysfonctionnement de l'extracteur de jus. Les centrifugeuses sont des machines complexes avec de nombreuses pièces mobiles, et elles peuvent parfois tomber en panne ou mal fonctionner.

Pour éviter les dysfonctionnements de l'extracteur de jus, il est important d'investir dans un extracteur de jus de haute qualité et d'en prendre bien soin. Suivez les instructions du fabricant pour le nettoyage et l'entretien, et assurez-vous de nettoyer votre presse-agrumes après chaque utilisation pour éviter les accumulations et les blocages.

Si votre presse-agrumes fonctionne mal, ne paniquez pas. La plupart des centrifugeuses sont livrées avec une garantie, vous pourrez donc peut-être la faire réparer ou la remplacer sans frais. En attendant, envisagez d'utiliser un mélangeur ou un robot culinaire pour créer des smoothies au lieu de jus.

Jus peu appétissants

Enfin, un autre défi courant qui peut survenir lors de la préparation de jus pour la gestion du diabète est celui des jus peu appétissants. Les jus trop amers ou trop sucrés peuvent être peu attrayants et rendre difficile le respect d'une routine d'extraction de jus.

Pour créer des jus plus appétissants, essayez d'expérimenter différentes combinaisons de fruits et de légumes. Certains fruits et légumes, comme le gingembre et le citron, peuvent aider à équilibrer l'amertume, tandis que d'autres, comme les pommes et les carottes, peuvent ajouter une douceur naturelle.

De plus, assurez-vous d'utiliser des produits frais de haute qualité et de les conserver correctement pour conserver leur fraîcheur. Enfin, n'ayez pas peur d'ajouter des arômes ou des épices supplémentaires, comme la cannelle ou la menthe, pour créer un goût plus attrayant.

Conclusion

L'extraction de jus pour la gestion du diabète peut s'accompagner de son lot de défis, mais avec les bons outils et techniques, cela peut aussi être une pratique très gratifiante et bénéfique. En accordant la priorité à l'extraction de jus dans votre routine quotidienne, en étant stratégique dans vos choix de produits et en résolvant les problèmes courants liés à l'extraction de jus, vous pouvez créer des jus délicieux et nutritifs qui aident à réguler la glycémie et à améliorer la santé globale.

N'oubliez pas que l'extraction de jus n'est qu'un élément d'un plan complet de gestion du diabète. Il est important de se concentrer également sur d'autres facteurs liés au mode de vie, tels que l'exercice et une alimentation saine, et de travailler en étroite collaboration avec votre fournisseur de soins de santé pour vous assurer que vous gérez correctement votre état.

En adoptant une approche holistique de la gestion du diabète, vous pouvez optimiser votre santé et votre bien-être et améliorer votre qualité de vie. N'ayez donc pas peur d'expérimenter différents fruits et légumes, d'essayer de nouvelles recettes et de trouver ce qui fonctionne le mieux pour vous et vos besoins uniques. Avec dévouement, patience et persévérance, vous pouvez exploiter le pouvoir des jus pour gérer votre diabète et profiter d'une vie plus heureuse et plus saine.

Chapitre 8

Intégrer les jus dans un plan complet de gestion du diabète

Le jus peut être un outil puissant dans la gestion du diabète, mais ce n'est qu'un élément d'une approche globale de la gestion du diabète. Pour atteindre une santé et un bien-être optimaux, il est important de se concentrer également sur d'autres facteurs liés au mode de vie, tels que l'exercice, l'alimentation et les médicaments.

Dans ce chapitre, nous explorerons comment l'extraction de jus peut être intégrée dans un plan complet de gestion du diabète et fournirons des trucs et astuces pour créer un plan durable et efficace qui inclut l'extraction de jus.

Intégrer les jus dans un plan complet de gestion du diabète

Les jus peuvent être un moyen efficace de compléter une alimentation saine, d'augmenter l'apport en nutriments et de réguler la glycémie. Cependant, il est important de se rappeler que le jus seul n'est pas une solution complète à la gestion du diabète. Pour atteindre une santé optimale, il est important de se concentrer également sur d'autres facteurs liés au mode de vie, tels que l'exercice et les médicaments.

Voici quelques conseils pour intégrer les jus dans un plan complet de gestion du diabète :

- Travaillez avec un fournisseur de soins de santé : avant d'incorporer les jus dans votre plan de gestion du diabète, il est important de consulter votre fournisseur de soins de santé. Ils peuvent vous aider à déterminer la meilleure façon d'intégrer les jus dans votre plan et vous fournir des conseils sur la façon de réguler votre glycémie.

- Concentrez-vous sur les aliments riches en nutriments : lors de la préparation de jus pour la gestion du diabète, il est important de se concentrer sur les aliments riches en nutriments et à faible teneur en sucre. Cela comprend les légumes-feuilles, les légumes crucifères et les fruits à faible indice glycémique comme les baies et les agrumes.

- Incorporer l'exercice : L'exercice est un élément important de la gestion du diabète, car il peut aider à réguler la glycémie et à améliorer la santé globale. Envisagez d'intégrer une routine d'exercices quotidiens dans votre plan, comme la marche, le jogging ou la musculation.

- Surveillez votre glycémie : Pour gérer efficacement le diabète, il est important de surveiller régulièrement votre glycémie. Cela vous aidera à identifier les modèles et à ajuster votre plan si nécessaire.

- Envisagez de prendre des médicaments : pour certaines personnes atteintes de diabète, des médicaments peuvent être nécessaires pour réguler la glycémie. Travaillez avec votre fournisseur de soins de santé pour déterminer le meilleur schéma thérapeutique pour vos besoins uniques.

Créer un plan de gestion du diabète durable et efficace

L'incorporation de jus dans un plan complet de gestion du diabète peut être un moyen très efficace de réguler la glycémie et d'améliorer la santé globale. Cependant, il est important de créer un plan durable et efficace adapté à vos besoins uniques.

Voici quelques conseils pour créer un plan de gestion du diabète durable et efficace qui inclut l'extraction de jus :

1. Fixez-vous des objectifs réalistes : lors de la création d'un plan de gestion du diabète, il est important de fixer des objectifs réalistes et réalisables. Cela peut inclure l'incorporation de jus dans votre routine quotidienne, l'augmentation de votre routine d'exercice ou la surveillance régulière de votre glycémie.

2. Suivez vos progrès : le suivi de vos progrès peut vous aider à rester motivé et à suivre votre plan de gestion du diabète. Envisagez de tenir un journal ou d'utiliser une application mobile pour suivre vos habitudes en matière de jus, votre routine d'exercice et votre glycémie.

3. Cherchez du soutien : La gestion du diabète peut être difficile, il est donc important de chercher du soutien auprès d'amis, de votre famille et de fournisseurs de soins de santé. Envisagez de vous joindre à un groupe de soutien du diabète ou de travailler avec un diététiste ou un éducateur en diabète pour vous aider à suivre votre plan.

4. Apporter des changements durables : Pour créer un plan de gestion durable du diabète, il est important d'apporter des changements graduels et durables à votre mode de vie. Cela peut inclure l'incorporation d'une nouvelle recette de jus dans votre routine chaque semaine ou l'augmentation progressive de votre routine d'exercice au fil du temps.

5. Célébrez vos succès : La gestion du diabète peut être difficile, il est donc important de célébrer vos succès en cours de route. Prenez le temps de reconnaître et de célébrer les progrès que vous avez réalisés, et utilisez-les comme motivation pour continuer à travailler vers vos objectifs.

Conclusion

L'incorporation de jus dans un plan complet de gestion du diabète peut être un moyen très efficace de gérer la glycémie, d'améliorer la santé globale et de réduire le risque de complications associées au diabète. En combinant l'extraction de jus avec d'autres changements de style de vie, tels que l'exercice régulier, une alimentation saine et la gestion des médicaments, les personnes atteintes de diabète peuvent créer une approche équilibrée et durable pour gérer leur état.

N'oubliez pas que les jus ne remplacent pas un traitement médical et que les personnes atteintes de diabète doivent toujours consulter leur fournisseur de soins de santé avant d'apporter des modifications importantes à leur plan de gestion. Cependant, en utilisant les informations et les conseils fournis dans ce livre, les personnes atteintes de diabète peuvent se sentir habilitées à jouer un rôle actif dans leur santé et à apporter des changements positifs à leur routine quotidienne.

En comprenant les avantages des jus pour la gestion du diabète, en sélectionnant le bon produit, en créant des jus délicieux et nutritifs et en intégrant les jus dans un plan plus large de gestion du diabète, les personnes atteintes de diabète peuvent prendre le contrôle de leur santé et améliorer leur bien-être général.

Chapitre 9

Faire du jus au-delà de la gestion du diabète

Le jus n'est pas seulement un outil puissant pour gérer le diabète; il peut également favoriser la santé et le bien-être en général. Les vitamines, les minéraux et les antioxydants présents dans les fruits et légumes frais peuvent offrir un large éventail d'avantages pour la santé, allant du renforcement de l'immunité à l'amélioration de la santé de la peau. Dans ce chapitre, nous explorerons les avantages plus larges de l'extraction de jus et fournirons des conseils et des recettes pour utiliser l'extraction de jus dans le cadre d'une routine de santé et de bien-être plus large.

Avantages de l'extraction de jus pour la santé globale

Le jus peut offrir une gamme d'avantages pour la santé et le bien-être en général. Certains des principaux avantages de l'extraction de jus incluent:

- Digestion améliorée : Les jus peuvent aider à améliorer la digestion en fournissant au corps des nutriments essentiels sous une forme facilement digestible. La teneur élevée en fibres de nombreux fruits et légumes peut également favoriser une digestion saine.

- Augmentation de l'énergie : les vitamines et les minéraux présents dans les fruits et légumes frais peuvent aider à augmenter les niveaux d'énergie et à réduire la fatigue.

- Meilleure immunité : Les jus peuvent fournir au corps une gamme de vitamines et de minéraux essentiels qui soutiennent un système immunitaire sain, aidant à combattre les infections et les maladies.

- Amélioration de la santé de la peau : Les vitamines et les antioxydants présents dans de nombreux fruits et légumes peuvent aider à améliorer la santé de la peau et à réduire les signes du vieillissement.

- Détoxification : Les jus peuvent aider à soutenir les processus naturels de détoxification du corps, en aidant à éliminer les toxines et les déchets du corps.

Recettes de jus qui favorisent la santé et le bien-être en général

Voici quelques recettes de jus qui favorisent la santé et le bien-être en général :

1. Jus Green Detox : Ce jus regorge de nutriments et d'antioxydants qui favorisent la santé et le bien-être en général.

Ingrédients:
- 1 concombre
- 2 branches de céleri
- 1 pomme verte
- 1 poignée d'épinards
- 1 poignée de chou frisé
- 1/2 citron
- 1/2 pouce de morceau de gingembre

Directions: Lavez et hachez tous les ingrédients, puis pressez-les dans un presse-agrumes de haute qualité.

2. Jus de carotte et d'orange : Ce jus est riche en vitamine C et en antioxydants, qui soutiennent l'immunité et la santé globale.

Ingrédients:
- 4 carottes
- 2 oranges
- 1 pouce de gingembre

Directions: Lavez et hachez tous les ingrédients, puis pressez-les dans un presse-agrumes de haute qualité.

3. Jus de betterave et de baies : Ce jus est riche en antioxydants et en composés anti-inflammatoires, qui favorisent la santé globale et réduisent le risque de maladies chroniques.

Ingrédients:
- 1 betterave

- 1 tasse de baies mélangées (comme des fraises, des myrtilles et des framboises)
- 1/2 citron

Directions: Lavez et hachez tous les ingrédients, puis pressez-les dans un presse-agrumes de haute qualité.

Conseils pour utiliser les jus dans le cadre d'une routine de santé et de bien-être plus large

Voici quelques conseils pour utiliser les jus dans le cadre d'une routine de santé et de bien-être plus large :

1. Incorporer le jus dans un régime équilibré : Le jus doit être utilisé dans le cadre d'un régime plus large qui comprend une variété d'aliments entiers, y compris des protéines maigres, des graisses saines et des glucides complexes.

2. Expérimentez avec différentes recettes : Il existe d'innombrables recettes de jus sains et délicieux, alors n'ayez pas peur d'expérimenter et d'essayer de nouvelles combinaisons de fruits et de légumes.

3. Utilisez des produits de haute qualité : Utilisez des produits frais et biologiques dans la mesure du possible pour vous assurer d'obtenir des nutriments de la plus haute qualité.

4. Écoutez votre corps : faites attention à la façon dont votre corps réagit aux différents jus et ajustez votre routine au besoin. Si un jus particulier provoque des problèmes digestifs ou d'autres symptômes, il peut être préférable de l'éviter.

Conclusion

Le jus peut offrir une gamme d'avantages pour la santé et le bien-être en général, au-delà de la simple gestion du diabète. En incorporant une variété de fruits et de légumes dans votre routine d'extraction de jus, en expérimentant différentes recettes et en écoutant les besoins de votre corps, vous pouvez créer des jus délicieux et nutritifs qui favorisent une santé et un bien-être optimaux.

Bien que le jus ne soit pas une panacée, il peut être un outil puissant dans une approche plus large de la santé et du bien-être. En combinant le jus avec d'autres habitudes de vie saines telles que l'exercice régulier, une alimentation équilibrée et la gestion du stress, vous pouvez soutenir les processus naturels de guérison et de régénération de votre corps, améliorer votre fonction immunitaire et favoriser la longévité.

Lorsque vous commencez une routine de jus, il est important d'écouter votre corps et de faire attention à la façon dont les différents jus vous font sentir. Le corps de chacun est unique et ce qui fonctionne pour une personne peut ne pas fonctionner pour une autre. Il est également important de consulter votre fournisseur de soins de santé, en particulier si vous avez des problèmes de santé sous-jacents ou si vous prenez des médicaments.

L'incorporation de jus dans votre routine quotidienne peut être une façon amusante et délicieuse de soutenir votre santé et votre bien-être en général. Que vous cherchiez à gérer votre diabète, à perdre du poids ou simplement à promouvoir une santé optimale, il existe une variété de recettes et de techniques de jus qui peuvent vous aider à atteindre vos objectifs. En prenant le temps de vous renseigner sur les différents fruits et légumes qui sont particulièrement bénéfiques pour votre santé, en expérimentant différentes recettes et techniques et en restant fidèle à une routine de jus régulière, vous pourrez profiter des nombreux avantages du jus pour les années à venir.

Chapitre 10

Le pouvoir des jus pour la gestion du diabète

Il a été démontré que les jus ont de nombreux avantages pour la gestion du diabète et la promotion de la santé et du bien-être en général. En incorporant une variété de fruits et de légumes dans votre routine de jus, vous pouvez créer des jus délicieux et nutritifs qui aident à réguler la glycémie, favorisent la perte de poids et fournissent des nutriments essentiels pour une santé optimale.

Dans ce livre, nous avons couvert les bases de la fabrication de jus pour la gestion du diabète, notamment comprendre la maladie, choisir le bon presse-agrumes, sélectionner les meilleurs fruits et légumes, créer des recettes de jus et surmonter les défis courants. Nous avons également discuté de la manière dont les jus peuvent être intégrés dans un plan complet de gestion du diabète et utilisés pour promouvoir la santé et le bien-être en général.

L'un des avantages les plus importants du jus pour la gestion du diabète est sa capacité à réguler la glycémie. En choisissant des fruits et des légumes faibles en sucre et riches en nutriments essentiels, vous pouvez créer des jus qui aident à contrôler votre glycémie. De plus, les jus peuvent aider à favoriser la perte de poids, ce qui est essentiel pour gérer le diabète et réduire le risque de complications.

L'incorporation de jus dans votre routine de gestion du diabète peut sembler intimidante au début, mais avec les bons outils et techniques, cela peut être une pratique très gratifiante et bénéfique. En accordant la priorité à l'extraction de jus dans votre routine quotidienne, en étant stratégique dans vos choix de produits et en résolvant les problèmes courants liés à l'extraction de jus, vous pouvez créer des jus délicieux et nutritifs qui aident à réguler la glycémie et à promouvoir la santé globale.

Il est important de se rappeler que l'extraction de jus n'est qu'une pièce du puzzle lorsqu'il s'agit de gérer le diabète. Une approche globale de la gestion du diabète comprend l'exercice, l'alimentation, les médicaments et la surveillance régulière de la glycémie. En incorporant l'extraction de jus dans cette approche de style de vie plus large, vous pouvez créer un plan de gestion du diabète durable et efficace.

En conclusion, les jus ont le pouvoir de transformer votre routine de gestion du diabète et de promouvoir la santé et le bien-être en général. En incorporant les conseils et techniques décrits dans ce livre, vous pouvez créer des jus délicieux et nutritifs qui aident à réguler la glycémie, favorisent la perte de poids et fournissent des nutriments essentiels pour une santé optimale. N'oubliez pas de consulter votre fournisseur de soins de santé avant d'apporter des modifications importantes à votre plan de gestion du diabète, et n'hésitez pas à contacter les ressources pour une formation et un soutien supplémentaires. Voici à votre santé!